LE PONT
DES QUATRE-MOULINS

DE LOUVIERS

Voirie — Constructions situées sur un pont
Reculement en vertu d'un arrêté d'alignement
Accès à la voie publique
Servitude d'appui
Travaux — Maire — Compétence

NOTE POUR LE CONSEIL DE PRÉFECTURE

PAR

Paul-Guillaume PETIT

AVOCAT A LOUVIERS

LOUVIERS

IMPRIMERIE DE LÉONCE DELAHAYE, RUE DU MATREY

—

1877

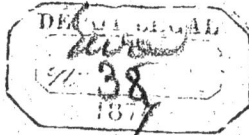

LE PONT
DES QUATRE-MOULINS
DE LOUVIERS

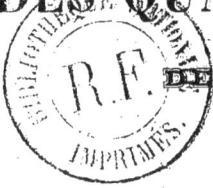

Voirie — Constructions situées sur un pont
Reculement en vertu d'un arrêté d'alignement
Accès à la voie publique
Servitude d'appui
Travaux — Maire — Compétence

NOTE POUR LE CONSEIL DE PRÉFECTURE

PAR

PAUL-GUILLAUME PETIT

AVOCAT A LOUVIERS

IMPRIMERIE DE LÉONCE DELAHAYE, RUE DU MATREY

1877

Maisons

Quai des Lavandières

Rue St Jean

Moulin Jourdain
Grand Moulin
Moulin des 4 Moulins
Usine des 4 Moulins

Eure
Bras de Fécamp

Eure
Canal de droite du bassin
des Lavandières.

Arches 4 5 6

Canal de Décharge

Moulin à fouler
Couries du grand Moulin

Petite Isle dont il est parlé
dans l'arrêt de 1740.

Point Capellané
Remises 4 Moulins

Palis ou Barrage séparant le bassin en deux bras.

Moulin Bersselon.
Moulin d'orgeville.
Petit Moulin.

Vanne d'orgeville.

Eure

Eure
Canal de la Londe

Canal de gauche du bassin
des Lavandières.

Arches 1 2 3

Pilis

Pilis

Canal de décharge

Vanne Huet

Vanne Salbry

Pilis

M. G. Petit
fabrique

Mr Frigard Belon.
Maison Charles.

Passage Pont des 4 Moulins
Route de Rouen à Paris
Rue St Jean

Moulin à Huile
Maison Huet.

Maisons.

M. G. Petit

Grande Rue

Coin du Barbeau.

Rue du Coin du Barbeau ou de la Pêcherie.
Rue de la porte de la Société ou d'Evreux.
Route de Rouen à Orléans.
Grande Rue.

Plan du Pont des 4 Moulins & des anciens Moulins.

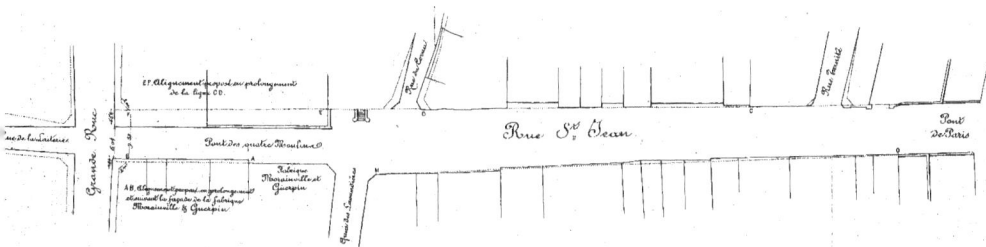

27. Alignement proposé ou prolongement
de la ligne CD.

Pont des quatre Moulines.

A B. Alignement proposé ou prolongement
adoucant la façade de la fabrique
Morainville & Guespin.

Fabrique
Morainville et
Guespin

Rue St. Jean

Pont
de Paris

Grande Rue

Vu par nous, Préfet de l'Eure, pour être annexé
à notre arrêté de ce jour.

Evreux, le 8 février 1862.

Le Préfet de l'Eure,

Signé : JANVIER.

VILLE DE LOUVIERS

—

RUE SAINT-JEAN

—

Plan d'alignements

Le présent plan, adopté par le conseil municipal
de la ville de Louviers, dans sa séance du seize
octobre mil huit cent soixante et un, est soumis à
l'approbation de Monsieur le Préfet.

Louviers, le 9 novembre 1861.

Pour le Maire absent,

Le 1er Adjoint,

Signé : MARCEL.

NOTA : Suivant l'alignement de la fabrique Morainville et Guespin, la propriété de M. Guillaume Petit rentrerait de 0.54 cent.
Et la maison du côté opposé, en prenant la
ligne C D comme alignement, rentrerait
de 2.95.
La rue n'aurait d'ouverture, vers la Grande-
Rue, que 9.53.

Dressé par l'architecte de la ville,
soussigné.

Louviers, le 10 septembre 1861.

Signé : ROUSSEL.

AVANT-PROPOS

En l'année 912, Charles III dit le Simple, roi de France, signe avec Rollon ou Raoul, chef des Normands, le traité de Saint-Clair-sur-Epte, en vertu duquel la Neustrie, depuis Normandie, est érigée en duché et cédée à Raoul à titre de fief héréditaire. Les archevêques de Rouen, seigneurs du comté de Louviers.

Après la paix d'Issoudun, signée à. . . . . (entre Gaillon et le Vaudreuil) en janvier 1196, paix qui mit fin à la guerre entre Philippe II, Auguste, roi de France, et Richard IV Cœur-de-Lion, roi d'Angleterre, quatorzième duc de Normandie, et détermina les limites du royaume et du duché, Richard fait fortifier Andely et bâtir deux châteaux, l'un dans l'île et l'autre sur la roche, au bord de la Seine, qui fut appelé depuis le château Gaillard. Ces ouvrages avaient pour but de défendre l'entrée de la Normandie.

Gaultier le Magnifique, cinquante-deuxième archevêque de Rouen, auquel ce lieu appartenait, proteste contre ces empiètements sur son temporel, met toute la Normandie en interdit, et se rend à Rome. Le pape Célestin III termine le différend par un accord, aux termes duquel Richard demeure saisi d'Andely et de ses dépendances et abandonne en échange à l'archevêque de Rouen, les seigneuries de Dieppe, Bouteilles, Louviers et Aliermont.

Le contrat d'échange est du 17 octobre 1197, et depuis ce temps jusqu'en 1790, les archevêques de Rouen ont été seigneurs et comtes de Louviers.

Le monde féodal ne fut dans l'origine qu'une décentralisation de l'empire romain. Au milieu des princes de la féodalité, s'élevait le roi de France, seigneur féodal au même titre que les autres seigneurs et seulement un peu plus puissant. Tous, rois, ducs, marquis, comtes, vicomtes, élevèrent leur autorité sur les débris de l'unité impériale; et comme la justice était dans Rome l'un des plus hauts attributs de la puissance souveraine, la féodalité s'arrogea Domaine féodal.

tout d'abord les droits de haute-justice dans toute la circonscription de ses fiefs. Ces droits de haute-justice avaient pour accessoires indispensables, la police et la conservation des choses publiques et communes.

Usurpatrice dans son principe, la féodalité poursuivit la réalisation complète du système d'usurpation auquel elle devait son existence politique et sa fortune : tantôt par ses luttes avec la royauté, tantôt par la faveur ou la faiblesse des rois, elle transforma insensiblement les droits de justice et de surintendance en droit de propriété.

Jusqu'à Hugues-Capet, les bénéfices étaient viagers, de sorte que les possesseurs n'avaient que le produit utile ; ils n'étaient en quelque sorte qu'usufruitiers.

Hugues-Capet rendit tous les bénéfices patrimoniaux et héréditaires. De bénéfices, ils devinrent fiefs ; et il donna par cette mesure au régime féodal une base telle qu'il fallut toute l'énergie de la Révolution française pour la détruire.

Le royaume, à cette époque, était partagé en cinquante-cinq duchés, comtés et vicomtés, et chacune de ces fractions avait son existence indépendante, c'est-à-dire ses souverains, ses lois et ses usages particuliers.

Le seigneur féodal avait, soit en domaine utile, soit en directe, la propriété universelle et privée de sa circonscription censuelle. (M. Guizot.)

Domaine des archevêques de Rouen. Il appartenait aux archevêques de Rouen, le domaine primitif, général, seigneurial et féodal dans toute l'étendue de la ville et faubourg de Louviers et les environs et le droit de faire bâtir châteaux, manoirs, etc. . . . . .

Item. Les rentes et redevances seigneuriales ; . . . . .
Le droit de haute-justice ; . . . . .
Le droit d'établir un bailli, lieutenant, avocat et procureur fiscal, garde-scel ; . . . . .
Le greffe et tabellionnage, la sergenterie et le voyeur ; . . . . .
Le lieu où se tiennent les audiences dit la Cohue, la geôle et les prisons ; . . . . .
L'office de juge des eaux et forêts ; . . . . .
Les amendes et confiscations prononcées ; . . . . .
Les halles et poissonneries ; . . . . .
Les droits de foires et marchés ; . . . . .
Le droit de pêche dans l'Eure, depuis la rivière de M. le président du Thuit jusqu'à Incarville ; . . . . .
Le droit de chasse dans toute l'étendue du comté ; . . . . .

Les moulins à blé, notamment le moulin dit des Quatre-
Moulins ou Grand-Moulin, auquel étaient sujets par droit
de banalité les boulangers de Louviers; . . . . .
Etc., etc.. . . . . (Archives de Rouen. — G. 985.)

En 1204, la Normandie retourna sous la domination des
rois de France à la suite de la guerre entre Philippe-
Auguste et Jean-sans-Terre, frère de Richard, comme lui
roi d'Angleterre et duc de Normandie, après avoir été
séparée de la couronne pendant 292 ans.

En 1205, les principaux seigneurs normands, réunis à
Rouen, déclarent sous la foi du serment que les droits de
l'archevêque de Rouen à Louviers sont justes et légitimes.

En 1256, Saint-Louis reconnaît les droits des archevêques de Rouen à Louviers.

Addition.

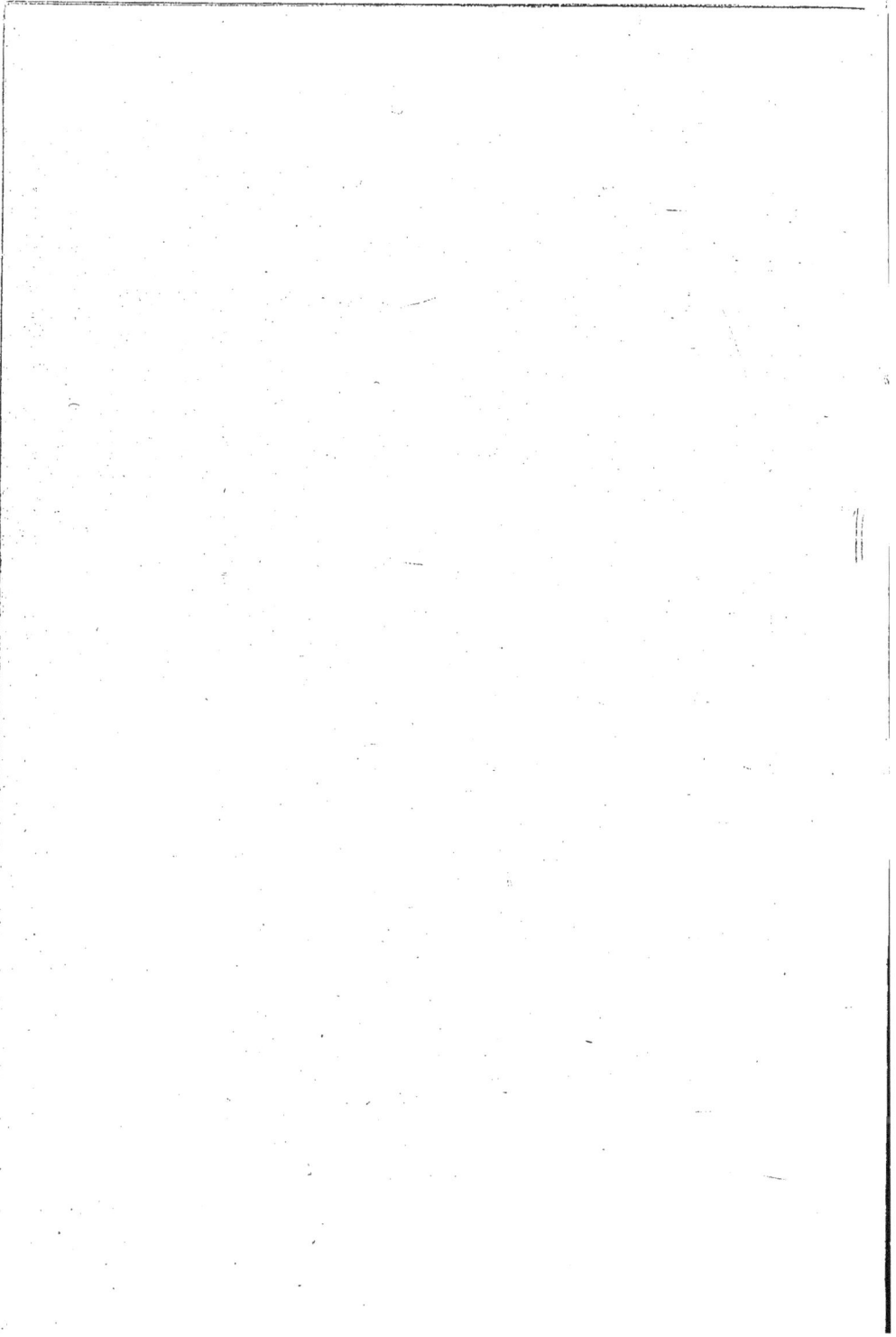

HISTORIQUE

Iʳᵉ Période — De 945 à la Révolution

Il existe sur la rivière d'Eure, dans la traverse de la ville de Louviers, un pont de six arches, construit en pierre et maçonnerie très-forte, désigné sous le nom de « pont des Quatre-Moulins. » L'origine de ce pont est très-ancienne. — Le 20 octobre 1254, Eudes Rigault, archevêque de Rouen, se rencontra au Pont-de-l'Arche avec le seigneur d'Ivry, pour essayer de faire la paix avec lui. Robert d'Ivry, chevalier, prétendait avoir droit de haute-justice sur ceux qui commettraient des violences ou des homicides sur l'eau de la rivière d'Eure dans le lit principal, là où passaient les navires, dans tout le travers de Louviers et des terres qu'y possédait l'archevêque. Le prélat niait ce droit et soutenait que lui et ses prédécesseurs avaient exercé le droit de haute-justice sur la rivière comme ailleurs.

Cette prétention de Robert d'Ivry venait de ce que Sperlenge, un de ses ancêtres, second époux de Sprota, duchesse de Normandie, veuve de Guillaume-Longue-Epée, avait obtenu la concession de la rivière d'Eure, depuis son embouchure jusqu'à Louviers. — C'est à ce seigneur, usufruitier des moulins de la rivière et qui vivait au xᵉ siècle, qu'on doit le pont qui se trouve sur le canal de l'Epervier, nommé aujourd'hui « pont des Quatre-Moulins » et qu'on appelle dans les vieux titres « pont Esperlent ». Il fut construit vers l'an 945. (Ephémérides de M. l'abbé Caresme, curé de Pinterville.)

En 1281, Jehan dit le Veneur, vend à Regnauld dit les Champs, une rente de 6 livres 18 sols 8 deniers tournois et 2 chapons. . . . . sur le moulin Jourdain situé en la paroisse de Louviers « *super pontem molendinorum* ». (Arch. de Rouen.)

En 1330, Jean, évêque d'Evreux, à cause de l'insuffisance de l'église Notre-Dame de Louviers, érige en paroisses les chapelles de Saint-Germain et de Saint-Jean, en fixe les limites et dit que la paroisse de Saint-Jean commencera « *a principio pontis quatuor molendinorum* ». (Arch. de Rouen.)

Le 24 février 1402, il y eut procès entre Pierre de Livaroult et Guillaume de Livaroult, son fils, d'une part, propriétaires d'un moulin « sur le pont des Quatre-Moulins de Louviers » et l'archevêque de Rouen, d'autre part, à cause des pièces de bois qui portaient les arbres tournants dudit moulin et du moulin terrier appartenant à l'archevêque. (Id.)

Il existait immédiatement au-dessous du pont une petite île dont parle un arrêt du parlement de Rouen, du 4 avril 1740 et qui a été détruite vers cette époque. (Id.)

Les moulins. Sur notre pont, comme son nom l'indique, étaient autrefois quatre moulins.

En outre des actes de 1281, de 1330 et de 1402, on trouve aux archives de la Seine-Inférieure les pièces d'un procès qui eut lieu en 1389 entre l'archevêque Guillaume de Vienne, propriétaire de « trois moulins à eau » sur le pont de Louviers, et Pierre de Livaroult, propriétaire « d'un autre moulin situé au même lieu » appelé moulin Berselon, du nom d'un précédent propriétaire. Les Livaroult étaient alors seigneurs du fief Berselon. Pierre Berselon est nommé dans un acte de 1249. Le fief Berselon était assis au faubourg de Louviers, hors la porte du Neubourg et s'étendait jusque dans la ville. (Réunion de la terre de la Carrière audit fief en 1627.) On trouve dans les comptes de recette du comté de Louviers, 1367-1368 : « Recette de la ferme des Quatre-Moulins de Louviers, baillée à Pierre de Rouen . . . . . ».

Aujourd'hui, il ne reste qu'un de ces quatre moulins, ou plutôt sur l'emplacement d'un de ces moulins, s'élève une filature de laine à moteur hydraulique dite « l'usine des Quatre-Moulins ». (Ordonnance royale du 5 mai 1830).

Cette usine, de construction récente, remplace un moulin à blé qui s'appelait autrefois et encore, en 1458 (archives de Rouen), le « moulin Jourdain » et plus tard, le « Grand-Moulin » ou le « moulin des Quatre-Moulins ». Ce moulin à blé réunissait lui-même la force motrice de deux anciens moulins, l'un, à fouler le drap, l'autre, à blé, vendus par Etienne du Mesnil-Jourdain à l'archevêque de Rouen, le premier, en 1201, le second, en 1216. Le 7 juillet 1201, Etienne du Mesnil vend son moulin à foulon situé

près du moulin Jourdain, à Gaultier, archevêque de Rouen.
Le 4 octobre 1216, Etienne du Mesnil et Ida, son épouse,
cèdent à titre de fief perpétuel à Robert Poulain, archevêque de Rouen, leur moulin Jourdain, sur le pont « Esperlent ». *(Cartulaire de Louviers.)*

A quelle époque le moulin à fouler a-t-il disparu ?
Nous avons vu que l'archevêque de Rouen en était propriétaire en 1389. En 1469, l'archevêque loue une vide
place où était le chastel ; une vide place où étaient halles
à la layne et aux toilles ; et à Jehan Pollart « une vide place
où souillait être le moulin terrier. » Ces baux indiquent
l'époque à laquelle ont disparu ces anciens édifices qui
n'ont pas été reconstruits. Le 21 novembre 1742, par devant les conseillers du roi notaires garde-notes à Rouen,
soussignés, le sieur de Baudé, négociant à Rouen, en vertu
de la procuration pour administrer les biens temporels de
la terre et comté de Louviers, à lui passée par illustrissime
et révérendissime Nicolas de Saulx-Tavannes, archevêque
de Rouen, primat de Normandie, pair de France, premier
aumônier de la reine, comte de Louviers. . . . . donne à
ferme, pour neuf années, au sieur Robert Baillehache, marchand, demeurant à Louviers. . . . . « le droit de pêche
à la place où était ci-devant le moulin à drap », entre le
Grand-Moulin et le Petit-Moulin. (Arch. de Rouen.)

A l'époque de la Révolution, les écuries du Grand-Moulin
occupaient l'emplacement du moulin à fouler. Le 8 messidor an IV les bâtiments du Petit-Moulin, ci-après décrit,
sont vendus nationalement au citoyen Huet, ainsi désignés : une maison en deux corps de logis, située à Louviers, pont des Quatre-Moulins, bornée d'un côté « l'écurie
du Grand-Moulin », d'autre côté le soumissionnaire, d'un
bout la rue et d'autre bout le bassin du Quai. (Arch. de
l'Eure.)

En 1771, lesdites écuries étaient également en cet endroit. (Bail du Petit-Moulin au sieur Huet. Arch. de l'Eure.)

L'entrée du Grand-Moulin et de ses écuries donnait sur
le pont. Les boulangers de Louviers, comme nous l'avons
déjà vu, y étaient sujets par droit de banalité.

Les deux moulins dont nous venons de parler étaient
sur le pont des Quatre-Moulins, côté amont, vers la droite
en descendant le courant de la rivière, et occupaient la
tête de trois arches. Il résulte du bail sus-relaté et d'autres
titres encore que le moulin à blé était à l'extrémité du
pont, près du quai des Lavandières, et le moulin à fouler,
à gauche du moulin à blé.

La réédification du Grand-Moulin a été faite en juillet 1748 et par un procès-verbal déposé au greffe, il a été constaté que les choses ont été, à cette époque, rétablies dans leur état originaire. Cette réédification fut faite à l'occasion d'un curage général de la rivière et d'un bâtardeau qui fut établi à cet effet. (Arch. de Rouen.)

En tête des trois arches de gauche se trouvaient deux autres moulins. L'un d'eux, moulin à blé, fut vendu en 1740 à l'archevêque de Rouen par les sieurs de la Croisette et d'Orgeville. (Arrêt du parlement de Rouen du 4 avril 1740.) Ce moulin, connu sous le nom de Petit-Moulin, fut supprimé par l'archevêque quelque temps après qu'il en eut fait l'acquisition et sa force motrice réunie au Grand-Moulin appartenant également à l'archevêque. Nous avons vu que ce moulin était en 1389 la propriété du sieur de Livaroult et s'appelait moulin Berselon. M. d'Orgeville était devenu le seigneur du fief Berselon et d'après un aveu du 4 avril 1675 donné à monseigneur de Médavy, archevêque de Rouen, ledit moulin était à cette date la propriété des sieurs d'Orgeville et de la Croisette. (Arch. de Rouen : plan des fiefs, 1752 ; procès de banalité, 1er août 1738.)

Jean Hallé, seigneur d'Orgeville, Rouville et autres lieux, était président à mortier au parlement de Normandie. — Louis Le Blanc du Roullet de la Croisette fut nommé gouverneur de Louviers en 1698. Son fils le fut après lui. (M. le Prévost.)

Les bâtiments du moulin d'Orgeville, après sa suppression, avaient été loués par l'archevêque, monseigneur de la Rochefoucault, à un sieur Michel Huet par bail emphytéotique en date du 15 avril 1771. (Arch. de l'Eure.)

Les deux vannes de ce moulin subsistèrent jusqu'en 1822. La vanne de travail était appelée vanne d'Orgeville et la vanne de décharge, vanne Huet, du nom du locataire de l'archevêque. (Transaction Terneaux-Lemaître du 21 mars 1822, homologuée le 12 février 1825 par décision ministérielle.) Les seuils ne disparurent qu'en 1842. (Arrêté du préfet du 31 mars 1842.)

Le quatrième et dernier moulin à gauche, était un moulin à huile disparu depuis longtemps (Mémoire pour Mme veuve de Croyer, 1835. Me H. Desrocquettes, avocat. M. Dibon, *Histoire de Louviers.*)

A la date du 18 messidor an II, on trouve placée dans le registre des délibérations du conseil municipal de Louviers, une lettre de l'agent national de la commune, invitant les bons citoyens à ne pas manger de cerneaux, pour ne pas nuire à la production de l'huile de noix.

Ce moulin existait en 1330 ; en 1389, il faisait partie, ainsi que nous l'avons vu précédemment, des trois moulins appartenant à l'archevêque de Rouen ; sa vanne, connue sous le nom de vanne Salbry, fut supprimée en 1815. (Ordonnance royale du 8 février) Elle ne fut enlevée, cependant, qu'en 1826. (Transaction Terneaux.) Le même Michel Huet, qui fut locataire de l'archevêque, en 1771, était lors de son décès, en 1786, propriétaire d'une maison à usage d'habitation, située sur l'emplacement de l'ancien moulin à huile. Il la possédait, en 1773, lors du retrait lignager opéré à cette date par le sieur Salbry, du lot de son cohéritier Boudin, et était voisin du Petit-Moulin lors du bail de 1771. Sous cette maison se trouvait la vanne Salbry. (Archives des ponts et chaussées de Louviers. — Partage de la succession Thomas Huet, fils du précédent, le 22 septembre 1824)

Michel Huet tenait cette maison de Michel Lechien ; ce dernier la tenait lui-même du sieur Lemarchand, procureur du roi en l'élection de Pont-de-l'Arche, qui en était propriétaire en 1698. Cette maison faisait partie d'un groupe d'habitations situées au lieu dit le « coin du Barbeau » (encoignure de la Grande-Rue et de la rue Saint-Jean) et allant jusqu'à la rivière. Ces habitations appartenaient au sieur Lemarchand, qui les vendit le 24 décembre 1698 au sieur Pierre Masse, mégissier, à l'exception de la maison qui passa aux mains de Michel Lechien. Ces « objets » devaient être tenus mouvants et relevants du franc-fief de l'archevêque de Rouen, en exemption de rentes seigneuriales. (Le franc-fief se disait de la taxe exigée des roturiers en raison des fiefs ou biens nobles qu'ils possédaient.)

Le 23 septembre 1732, les biens dépendant de la succession du sieur Masse, et notamment la maison acquise de Lemarchand, furent partagés entre ses héritiers. Parmi eux figurait un sieur Antoine Salbry, qui étant déjà locataire de son beau-père, avait donné son nom à la petite vanne de l'ancien moulin à huile, comme le sieur Huet donna plus tard son nom à la vanne de décharge du moulin d'Orgeville.

Cette petite vanne était contiguë à la propriété du sieur Masse, et les habitants du coin du Barbeau avaient sur elle un droit commun qu'ils exerçaient plus ou moins suivant la nature de leur industrie. Antoine Salbry était teinturier.

En 1804, le sieur Jean-Baptiste Salbry, fils d'Antoine, vendait à Thomas Huet le lot échu à son père en 1732, consistant en une maison. . . . . escalier, cour, lavoir, latrines et « droit à la petite vanne » — communs.

Le 21 thermidor an XI, le préfet de l'Eure prit un arrêté sur la police des eaux qui, dans l'intérêt public, prescrivit que les deux vannes Huet et Salbry seraient ouvertes pendant sept heures le mercredi et le vendredi de chaque semaine, depuis deux heures après midi jusqu'à neuf heures du soir.

La vanne Salbry avait 0m 58c d'ouverture. Cette ouverture était pratiquée dans un mur en pierres de taille sur lequel était construite la maison Huet.

HISTORIQUE

2ᵉ Période — De la Révolution à nos jours

—•◦◦◦◦◦•—

Postérieurement à 1740, il n'existe plus sur le pont des Quatre-Moulins qu'un moulin à blé, dit le Grand-Moulin, moulin banal appartenant à l'archevêque de Rouen. Il occupe la tête des trois arches de droite.

A côté, en tête des trois arches de gauche, sont : 1° les bâtiments de l'ancien moulin d'Orgeville, qui appartiennent également à l'archevêque ; 2° une maison d'habitation, sur l'emplacement de l'ancien moulin à huile, appartenant à Michel Huet.

A la Révolution, le Grand-Moulin et les bâtiments du moulin d'Orgeville sont confisqués.

Le 25 juillet 1793, le Grand-Moulin est adjugé au district de Louviers, comme bien national, au sieur Jacques Dupont, marchand grainetier, demeurant à Louviers, par le prix de 82,000 livres. (Arch. de l'Eure.)

Le 1ᵉʳ août de la même année, devant Mᵉ Roger, notaire, le sieur Dupont transmet son acquisition au sieur Mille, meunier à Louviers, père des dames Morainville et Guerpin.

Le 28 décembre 1813, devant Mᵉ Marcel, Mᵐᵉˢ Morainville et Guerpin vendent à M. Terneaux le même moulin, moyennant 100,000 francs.

En ce qui concerne le ci-devant moulin d'Orgeville, il est vendu également comme bien national le 28 juin 1796 par les administrateurs du département de l'Eure, au sieur Thomas Huet. (Louis, Michel, Thomas.) Il est ainsi désigné : « une maison en deux corps de logis, située à Louviers, pont des Quatre-Moulins, bornée d'un côté l'écurie du Grand-Moulin, d'autre côté le soumissionnaire (par la maison que lui a laissée Michel Huet, son père, mort en 1786), d'un bout la rue et d'autre bout le bassin du Quai, lesdits biens dépendant du ci-devant comté de Louviers et appartenant à la République, en vertu de la loi du 19 août

1792. — Prix, 4,500 livres. Lesdits biens sont vendus avec leurs servitudes actives et passives, francs de toutes dettes, rentes et hypothèques. »

Le 12 novembre 1818, devant Me Marcel, le sieur Thomas Huet cède sa nouvelle propriété à M. Louis Terneaux, officier de la Légion d'honneur, colonel de la 3e légion de la garde nationale de Paris, membre du conseil général du département de la Seine, vice-président du conseil des manufactures et du commerce, membre de la chambre des députés, par le prix de 20,000 francs.

Le 21 mars 1822, M. Terneaux revend son acquisition Huet à Mme veuve Lemaître qui, ayant été autorisée en 1815 à exploiter une usine qu'elle avait établie un peu au-dessus du pont des Quatre-Moulins, avait besoin de posséder les anciennes vannes du moulin d'Orgeville, afin d'assurer un libre débouché au canal de fuite de son usine. — Me Marcel, notaire. — Prix, 70,000 francs. Enfin, le 7 avril 1824, Mme Lemaître cède son marché à M. G. Petit.

Quant à la maison d'habitation située sur l'emplacement de l'ancien moulin à huile, nous savons qu'à la mort de Michel Huet, en 1786, elle passe à son fils Thomas Huet.

Le 8 août 1824, Thomas Huet meurt et cette maison devient l'héritage de Nicolas Huet, son fils.

Le 12 janvier 1850, Nicolas Huet est exproprié, et la maison adjugée au sieur Vallée pour 3,500 francs.

Enfin, le 4 juin 1858, Mme Vallée vend la même maison à M. G. Petit. — Me Castillon, notaire — avec ses servitudes actives et passives, moyennant le prix de 5,500 fr.

PROCÈS

Exposé des faits

Les deux propriétés qui nous intéressent sont :

1° Le bâtiment de l'ancien moulin d'Orgeville ;

2° La maison contiguë dont Michel Huet était propriétaire à son décès, en 1786. (Ancien moulin à huile.)

Elles appartiennent à M. G. Petit.

Ces deux constructions ont été démolies, la deuxième, en 1863, la première, en 1874, par le propriétaire.

Ces maisons étaient construites en façade sur le pont des Quatre-Moulins, en tête des arches, côté amont.

La façade s'appuyait sur le bord du pont et en formait le parapet.

La partie postérieure de ces maisons et les côtés étaient édifiés sur des ouvrages de pierre établis en rivière et sur la terre ferme.

A cette époque, le pont des Quatre-Moulins fait partie de la voirie urbaine.

Il était antérieurement le prolongement de la route départementale n° 4 et dépendait de la grande voirie.

Il a été déclassé avec la route le 14 avril 1855.

Cette route, dans la partie qui aboutit au pont, s'appelle rue Saint-Jean.

Cette rue se continue de l'autre côté du pont, à gauche, jusqu'à la Grande-Rue.

Le 31 octobre 1860, le conseil municipal de Louviers nomme une commission de trois membres à l'effet de fixer les alignements de la rue Saint-Jean qui, par suite du décret du 14 avril 1855, est passée du domaine de la grande voirie dans celui de la voirie urbaine.

Le rapport de la commission est présenté au conseil le 28 février 1861. Il est ainsi conçu : « Messieurs. . . . .

« Aujourd'hui, par suite du déclassement de la route départementale n° 4, la rue Saint-Jean appartient à la petite voirie. De là, la nécessité de régler la largeur et la direction qu'il convient de lui donner pour satisfaire aux besoins de la circulation.

« La commission a reconnu, d'après le plan qui a été dressé par M. l'architecte de la ville, que dans la plus grande partie de son parcours, la rue a 10^m de largeur. Ce n'est que depuis le pont des Quatre-Moulins jusqu'à l'extrémité de la rue vers l'ouest, qu'elle se rétrécit d'une manière tellement notable, qu'elle n'a, vers la Grande-Rue, qu'une largeur de 6^m 04^c.

« Votre commission n'a pas hésité, Messieurs, à vous proposer un alignement qui aura pour résultat d'élargir cette partie de la rue Saint-Jean.

« D'après le plan qui va vous être soumis, la rue, du côté sud, depuis l'usine des Quatre-Moulins jusqu'à la Grande-Rue, s'alignerait sur cette même usine, de façon que la maison faisant l'encoignure de la rue Saint-Jean et de la Grande-Rue ne devrait rentrer que de 0^m 54^c.

« Quant au côté nord, l'alignement depuis la Grande-Rue jusqu'à la rue du Cornu, suivrait la ligne bleue du plan, ce qui nécessiterait le retranchement de la maison Charles à son extrémité vers l'ouest de 2^m 95^c et l'élargissement du pont des Quatre-Moulins.

« A ce moyen, la rue Saint-Jean aurait à son entrée, du côté de la Grande-Rue, une largeur de 9^m 53^c et de 10^m dans le reste de son parcours.

« . . . . . Si les conclusions de votre commission étaient adoptées, la direction et l'alignement de la rue Saint-Jean seraient réglés conformément aux deux lignes bleues du plan ».

Dans la séance du 16 octobre 1861, les conclusions de la commission, déjà discutées dans la séance du 28 février, sont l'objet d'un nouvel examen. Après quoi le conseil prend à l'unanimité la délibération suivante : « Vu. . . . . le conseil adopte les conclusions de la commission.

« . . . . . En conséquence, la rue Saint-Jean sera ouverte dans le sens des explications fournies par la commission dans son rapport ».

Le 27 décembre 1861 « M. le maire fait connaître au conseil que le projet d'alignement pour la rue Saint-Jean, adopté dans la séance du 16 octobre, a été soumis à une enquête ; que le projet n'a été l'objet ni d'opposition, ni d'observations ; que l'avis du commissaire-enquêteur est entièrement favorable ; sur ce, le conseil, à l'unanimité, déclare persister dans sa délibération du 16 octobre 1861 ».

Enfin, le 21 février 1862 « le maire apprend au Conseil

municipal, que M. le préfet a, par arrêté du 3 février 1862, fixé les alignements de la rue Saint-Jean, conformément aux délibérations des 31 octobre 1860 et 16 octobre 1861 ».

Le 13 février 1863, M. G. Petit écrivait à M. l'adjoint délégué aux travaux publics : « Je suis propriétaire sur le pont des Quatre-Moulins de plusieurs maisons, et je suis disposé à faire démolir deux d'entre elles, mais je suis arrêté par la difficulté suivante, sur laquelle j'ai l'honneur d'appeler votre attention : Points litigieux.

« Une de ces maisons est bâtie sur le pont même (en façade) et l'alignement arrêté récemment par l'administration, en me forçant à reculer, doit laisser une partie vide entre la voie publique actuelle et la nouvelle façade que j'aurai à élever.

« En outre, cette situation particulière a pour effet, en cas de démolition et de reconstruction à l'alignement nouveau, de m'imposer des frais plus considérables que dans les circonstances ordinaires, puisque j'aurais à soutenir la nouvelle façade non plus sur la partie du pont qui me sert aujourd'hui de point d'appui par droit de propriété, mais sur une pièce principale placée au-dessus de l'eau. »....

Ainsi, deux points : 1º ma façade actuelle est appuyée sur le bord du pont, elle en forme le parapet ; si je dois élever ma nouvelle façade à 0m 54c du bord du pont, en retraite, il y aura entre elle et le pont un espace vide au-dessus de l'eau d'une largeur de 0m 54c. La porte de ma maison ouvrait de plein pied sur le pont ; avec le nouvel alignement, l'accès sur le pont est intercepté ; je ne puis sortir de ma nouvelle maison qu'en franchissant cet espace de 0m 54c au-dessus de l'eau ; — je n'ai plus d'accès sur la voie publique ;

2º Ma façade est appuyée sur le bord du pont : c'est le pont qui la soutient. A 54c en arrière, le terrain me manque, je suis au-dessus de l'eau. — Sur quelle base édifier la nouvelle façade ?

Le 12 mai 1863, M. G. Petit reçut la lettre suivante :

« Mairie de Louviers, département de l'Eure : Le maire de Louviers à M. G. Petit. Monsieur, en réponse à la lettre que vous m'avez fait l'honneur de m'adresser, la ville prend l'engagement de prolonger à ses frais la voûte du pont des Quatre-Moulins jusqu'au nouvel alignement plus vingt-six centimètres épaisseur du socle actuel des bâtiments que vous avez le projet de démolir. — Si les cons-

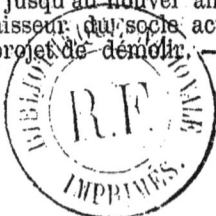

tructions que vous projetez nécessitaient un socle de plus de 26ᶜ, la voûte serait prolongée au-delà, mais alors vous voudriez bien payer la dépense supplémentaire.

« La ville ferait prolonger ladite voûte aussitôt après la démolition des bâtiments, à moins que la saison ne le permette.

« Elle prend l'engagement de vous payer une somme de 97 francs pour 9ᵐ 70ᶜ superficiels cédés à la voie publique, par suite du nouvel alignement. Il sera dressé un procès-verbal pour régulariser cette affaire, ainsi qu'un plan indiquant les dimensions de ladite parcelle. -- Pour le maire, signé : Renault, adjoint délégué. »

Cette lettre, et l'engagement qu'elle contient, donnaient satisfaction sur les deux points.

La démolition des bâtiments fut opérée depuis.

Une clôture en planches, — appuyée sur une simple poutre établie au-dessus de l'eau, — fut élevée en façade par M. G. Petit à 54ᶜ du bord du pont, en attendant le prolongement des voûtes. L'espace vide entre cette nouvelle façade et le pont, fut en partie couvert au-dessus de l'eau par des pièces de bois que la ville fit poser provisoirement, en partie enclos avec des planches. Ces pièces de bois formèrent le trottoir de la rue en cet endroit et constituèrent l'élargissement provisoire de la voie publique

Puis, les choses en sont restées-là jusqu'à ce jour.

Le procès-verbal et le plan dont il est question dans la lettre de M. l'adjoint ont été dressés ; la somme de 97 francs a été payée.

État actuel de l'affaire.

Le 22 mai 1876, j'ai écrit à M. Bricard, qui est aujourd'hui à la tête de la nouvelle administration municipale, pour lui rappeler ces faits et obtenir l'exécution des travaux de prolongement de la voûte du pont des Quatre-Moulins, conformément à l'engagement souscrit par la ville.

Ne pouvant avoir de solution, j'ai pris le parti d'adresser à M. le préfet de l'Eure, à la date du 29 juillet, tant au nom de mon frère qu'en mon nom, un mémoire exposant les motifs de notre réclamation et tendant au besoin à actionner en justice l'administration actuelle de la ville de Louviers.

Je passe sous silence tous les entretiens que j'ai eus avec M. Bricard, à ce sujet, pendant deux mois ; ne voulant dire ni oui, ni non, il éludait toute question catégorique.

Cependant, notre propriété ne pouvait rester contestée

ou incertaine et changer d'état suivant les changements
opérés dans l'administration.

Le 2 septembre 1876, le conseil municipal se réunit,
M. le maire expose qu'il a reçu de M. le préfet un mémoire
adressé au conseil de préfecture par MM. Paul et François
Petit, à l'effet d'obtenir l'autorisation d'actionner la ville de
Louviers pour arriver à l'exécution d'un engagement pris
par M. Renault, ancien adjoint, suivant sa lettre du 12 mai
1863, au sujet du prolongement de la voûte du pont des
Quatre-Moulins. M. le préfet invite le maire à communi-
quer ce mémoire au conseil municipal pour qu'il en délibère.

L'affaire est renvoyée à la prochaine séance du conseil.

A la séance du 7 octobre 1876, M. Bricard présente au
conseil un rapport qui est adopté sous forme de délibération.

Elle est ainsi conçue :

Le conseil,

Considérant que par une pétition du 29 juillet 1876,
MM. François et Paul Petit demandent l'autorisation d'in-
tenter à la ville de Louviers un procès ayant pour but de
la faire condamner à prolonger, à ses frais, la voûte du
pont des Quatre-Moulins, au droit de leur propriété aujour-
d'hui démolie, jusqu'au nouvel alignement d'icelle, plus
26ᶜ au-delà dudit alignement ;

Considérant que sur la demande de M. Guillaume Petit,
père des pétitionnaires et par arrêté du 6 juin 1862 (?) le
maire de Louviers lui a donné l'alignement de sa propriété
conformément au plan d'alignement de la rue Saint-Jean
arrêté par le conseil municipal de Louviers, le 27 décembre 1861, approuvé par M. le préfet le 3 février 1862 ;

Considérant que cet alignement a été donné sans condition ;

Considérant que M. G. Petit et ses héritiers doivent subir
les conséquences de cet alignement sans autre indemnité
que celle prévue par la loi du 16 septembre 1807, dont
l'art. 50 dispose que lorsqu'un propriétaire fait volontaire-
ment démolir sa maison ou lorsqu'il est forcé de la démolir
pour cause de vétusté, il n'a droit à indemnité que pour la
valeur du terrain délaissé ;

Considérant qu'il résulte d'un procès-verbal du 26 octobre 1867, que le terrain délaissé par M. G. Petit par suite
dudit alignement avait une superficie de 9ᵐ 70ᶜ, ayant une
valeur de 97 francs; que le 16 novembre 1867, une délibération du conseil municipal a approuvé le réglement de

cette indemnité et en a autorisé le paiement qui a eu lieu le 27 octobre 1868 ;

Considérant qu'aucune loi ne confère à M. G. Petit, ni à à ses ayants-cause, droit à aucune indemnité pour toute autre cause de préjudice de quelque nature qu'il soit, qui serait la conséquence dudit alignement ; que conséquemment, les pétitionnaires n'ont aucun droit pour contraindre la ville à élargir le pont des Quatre-Moulins de façon à leur restituer l'accès direct qu'ils avaient sur le pont avant ledit alignement des constructions démolies ;

Considérant qu'à la vérité, les pétitionnaires s'appuient sur un engagement qui aurait été pris au nom de la ville de Louviers, le 12 mai 1863, dans une lettre signée par le deuxième adjoint ; mais qu'un tel engagement pris postérieurement à l'arrêté d'alignement du 6 juin 1862, sans que le conseil municipal ait été appelé à en délibérer, ne saurait engager la ville de Louviers ;

En conséquence, le conseil rejette la demande.

Nous voilà donc fixés sur les intentions de l'administration municipale.

Les questions à juger sont les suivantes :

1o La ville doit-elle élargir le pont des Quatre-Moulins afin de nous procurer l'accès à la voie publique, dont nous jouissions et que le nouvel alignement supprime en nous faisant reculer ?

2o La ville peut-elle nous faire reculer au-dessus de l'eau, au-dessus du vide, sans nous fournir un point d'appui équivalent à celui que nous avions sur le pont même depuis un temps immémorial ?

3o L'engagement du 12 mai 1863 pris par le maire de Louviers, en conséquence et sur la foi duquel nous avons démoli est-il lettre morte ?

CONCLUSIONS

Le raisonnement de M. Bricard est celui-ci : Des termes de l'article 50 de la loi du 16 septembre 1807, il résulte que si le retranchement par voie d'alignement d'une partie d'un terrain déprécie le reste de ce terrain et en diminue la valeur, cette dépréciation ne peut-être prise en considération et ne donne droit à aucune indemnité. Dans l'espèce, l'alignement en rejetant MM. Petit en dehors du pont, les prive de l'accès à la voie publique tels qu'ils l'avaient auparavant. C'est là une cause de dépréciation pour le surplus de leur terrain qui ne leur donne le droit d'élever aucune réclamation : n'ayant pas le droit d'exiger d'indemnité, vous ne pouvez pas exiger de travaux.

Il est très-vrai que la loi de 1807 n'accorde d'indemnité au propriétaire que pour la valeur du terrain réuni à la voie publique : mais c'est à une condition : à la condition que la ville qui impose un alignement aux riverains, l'exécute de son côté.

Pourquoi l'indemnité est-elle restreinte à la stricte valeur du terrain délaissé ? Pourquoi les constructions qui le couvraient n'entrent-elles pas en ligne de compte, non plus que celles qui auraient pu s'élever sur la partie retranchée ? Pourquoi si ce qui me reste ne me permet plus que de construire une maison moins importante, n'ai-je droit à aucune indemnité ?

C'est que le retranchement de propriété qu'un citoyen peut subir par application d'un plan d'alignement régulièrement approuvé, ne constitue pas une expropriation pour cause d'utilité publique, mais n'est que la conséquence de la servitude d'alignement à laquelle sont assujettis les propriétés riveraines des voies publiques et dont elles trouvent la compensation dans la valeur que ces mêmes voies donnent à ces héritages.

La servitude d'alignement est compensée par les avantages que les riverains retirent de la proximité de la voie publique par les servitudes de vue, d'égoût, de passage et autres qu'ils y exercent eux-mêmes.

C'est par ces motifs que la loi du 16 septembre 1807 a établi une règle particulière pour l'appréciation de l'indemnité due aux propriétaires dépossédés pour le besoin d'un alignement.

Mais aussi, le propriétaire riverain qui est obligé de se conformer au plan d'alignement, a droit à une indemnité si la ville maintient la rue sur un plan différent et qu'il en résulte une privation d'accès, de jour . . . . etc. . . . . .

En donnant un alignement, la ville s'engage de son côté à exécuter le plan d'alignement qu'elle a adopté et qui n'a pas été régulièrement modifié.

La ville qui impose une charge, a elle-même une obligation à remplir ; elle doit convertir en voie publique le terrain dont elle dépossède le riverain, afin de procurer à ce dernier les avantages qui sont la compensation du sacrifice qu'il se trouve obligé de faire. Et si elle n'incorpore, si elle n'assimile pas ce terrain à la rue, le riverain a une action pour l'y contraindre s'il éprouve un dommage.

Qu'est-ce en effet que l'alignement ?

C'est la fixation de la ligne qui sépare la voie publique des propriétés riveraines.

Quel est son but ?

L'alignement a pour objet principal de donner aux rues, routes et chemins publics, la largeur nécessaire et la direction qui leur convient, d'obtenir une régularité de lignes, et enfin, de prévenir les anticipations L'alignement tient à la fois du bornage, de la servitude et de l'expropriation. Il tient du bornage lorsqu'il ne fait que constater la délimitation de la voie et des propriétés particulières sans qu'il y ait déplacement de propriété. Il est une servitude, en tant qu'il impose aux propriétaires riverains l'obligation de se conformer pour construire ou se clore, au tracé que leur donne l'administration. Enfin, il emporte une véritable expropriation quand l'élargissement ou le redressement de la voie, nécessite la réunion au domaine public, d'une parcelle de l'héritage contigu.

Dans notre espèce, la ville de Louviers a adopté un alignement qui a pour but d'élargir la rue Saint-Jean et le pont des Quatre-Moulins. C'est ce qui ressort des termes mêmes du rapport de la commission admis par le conseil municipal. (Séance du 28 février 1861.)

Les maisons de MM. Petit, situées le long du pont, avaient besoin de réparations. Mais elles étaient en même temps frappées d'alignement, ce qui mettait obstacle à leur restauration. Il fallait les laisser sans entretien et attendre qu'elles tombassent en ruines, ou bien les démolir pour les refaire entièrement sur la limite de l'alignement. On a pris ce dernier parti L'alignement délivré par la ville pour la reconstruction, enlève à MM. Petit, pour en faire profiter la voie publique, une bande de terrain de 0^m 54^c de largeur sur toute la longueur de façade

La ville doit appliquer son plan d'alignement puisque l'occasion s'en présente, et élargir la voie publique en cet endroit. Elle ne peut pas nous prendre de terrain pour un autre objet. En même temps qu'elle nous fait reculer, elle doit avancer. Nous devons toujours joindre la voie publique afin de jouir des avantages que celle-ci doit procurer comme compensation de la servitude d'alignement.

Mais si la ville n'élargit pas la rue et le pont qui en fait partie, si, tandis qu'elle nous fait reculer, elle reste de son côté à l'ancien alignement, nous avons le droit de la contraindre à avancer jusqu'au nouvel alignement. Car, en restant stationnaire, elle nous prive de la communication avec la voie publique, à laquelle nous avons droit.

Et si l'administration ne veut pas faire les travaux nécessaires, qu'elle modifie un plan d'alignement qu'elle ne veut ou ne peut pas mettre à exécution.

Les rues constituent une propriété communale affectée par la loi à l'usage public, et notamment à l'usage des propriétaires riverains La commune ne peut exercer sur les rues son droit de propriété avec la même étendue que sur les autres biens désignés sous le nom de biens communaux. Personne, pas même l'Etat ni la commune ne peut y exercer de droits de propriété privée incompatibles avec leur destination. Et tout héritage contigu à une rue, a, par le seul fait de cette situation, un droit acquis à la jouissance des passages, égoûts et autres avantages qui résultent d'une libre communication avec la voie publique.

Ces droits ne peuvent être éteints qu'après le paiement d'une indemnité.

Or, nous sommes riverains de la voie publique sur le pont des Quatre-Moulins depuis un temps immémorial.

Et loin de supprimer ce droit acquis, un alignement ne peut avoir pour effet que de l'étendre en rendant l'exercice des avantages qu'il confère, plus commode, plus agréable, plus profitable. Car par l'amélioration de la voie publique la situation des propriétés riveraines devient meilleure. C'est encore une fois, la compensation naturelle de la servitude d'alignement.

La ville de Louviers doit donc, par ces différents motifs,

élargir le pont des Quatre-Moulins jusqu'au nouvel alignement.

Deuxième question. Nous venons de voir que la ville doit élargir le pont des
Quatre-Moulins jusqu'au nouvel alignement, afin de four-
nir aux riverains l'accès à la voie publique. La seconde
proposition est celle-ci : Mais en élargissant le pont elle ne
peut changer ses conditions d'existence. Or, le pont, en
outre de l'accès qu'il fournissait aux maisons de MM. Petit,
en supportait la façade à titre de servitude. L'alignement
peut faire reculer cette façade, mais le pont doit avancer
en même temps que la façade recule, et avancer de manière non-seulement à la joindre, mais encore à la supporter. L'assiette de la servitude ne peut pas être modifiée
dans son principe.

Les maisons en question étaient, avons-nous dit, construites en façade sur le pont, en tête des trois arches de
gauche, côté amont. Leur façade s'appuyait sur le bord du
pont et en formait le parapet.

Cet état de choses remonte à une époque très-reculée.
Ces maisons sont d'anciens moulins auxquels le pont ser-
vait d'appui. Les archevêques de Rouen en ont été propriétaires : d'un autre côté ces prélats étaient en même
temps comtes et seigneurs de Louviers aux droits de
Richard Cœur de-Lion (échange d'Andely), qui était lui-
même, comme duc de Normandie, aux droits du roi de
France. (Traité de Saint-Clair-sur-Epte.)

Le pont dépendait donc de leur domaine féodal.

Plus tard, le pont et les bâtiments des anciens moulins
passèrent aux mains de la Nation après l'abolition de la
féodalité et la confiscation des biens du clergé.

Le pont supportait toujours les bâtiments, quand ceux-ci
furent vendus comme biens nationaux en 1796.

Cet état de choses, qui remonte à un temps immémorial, s'est perpétué jusqu'à la récente démolition des bâtiments.

Passons en revue, maintenant, les articles du Code relatifs aux servitudes :

Art. 690. — Les servitudes continues et apparentes s'ac-
quièrent par titre ou par la possession de trente ans.

Art. 692. — La destination du père de famille vaut titre
à l'égard des servitudes continues et apparentes.

Art. 693. — Il n'y a destination du père de famille que
lorsqu'il est prouvé que les deux fonds actuellement divisés ont appartenu au même propriétaire et que c'est par

lui que les choses ont été mises dans l'état duquel résulte la servitude.

Art. 694. — Si le propriétaire de deux héritages entre lesquels il existe un signe apparent de servitude dispose de l'un des héritages sans que le contrat contienne aucune convention relative à la servitude, elle continue d'exister activement ou passivement en faveur du fonds aliéné ou sur le fonds aliéné.

On entend par destination du père de famille, un certain arrangement au moyen duquel le propriétaire de deux héritages a destiné l'un d'eux à fournir à l'autre un service déterminé. Tant que les deux fonds continuent de lui appartenir, le service ne constitue pas une servitude : *nemini res sua servit.* Mais si par une cause quelconque, ils viennent à être divisés, si le propriétaire aliène l'un de ses deux fonds en se réservant l'autre, le service précédemment établi se transforme en une véritable servitude. La loi suppose qu'il a été tacitement entendu entre les parties que les choses resteraient dans l'état où elles étaient au moment où elles ont cessé d'appartenir au même propriétaire. C'est ce qui fait dire que la destination du père de famille vaut titre. Celui qui invoque la destination du père de famille comme cause constitutive d'une servitude, doit prouver : 1° que les deux fonds actuellement divisés ont appartenu au même propriétaire;

2° Que c'est par lui que les choses ont été « mises » dans l'état duquel résulte la servitude. Ajoutez : « ou laissées », car il y a absolument même raison de décider. Il n'y a en effet aucune différence dans le cas où le maître de deux héritages a lui-même assujetti l'un d'eux au service de l'autre, et le cas où il a maintenu un assujettissement préexistant. L'antériorité de cet assujettissement en rend l'utilité plus évidente : il fortifie plutôt la présomption que la loi tire de la destination du père de famille. Les choses sont censées avoir été mises dans leur état par le propriétaire, lorsque pouvant changer cet état, il ne l'a pas fait.

Disons encore que les biens dont il s'agit, et qui sont notre propriété, ont été vendus avec leurs servitudes actives et passives. — Et un état de choses établi depuis des siècles, maintenu et garanti par la République venderesse, pourrait être supprimé d'un trait de plume en vertu d'un simple arrêté d'alignement? Ceci est inadmissible. La ville, qui possède aujourd'hui le pont, peut l'élargir; mais elle ne peut pas, sous prétexte d'alignement, le soustraire aux charges qu'il doit supporter légalement.

L'art. 701 du Code est formel à cet égard : « le propriétaire du fonds débiteur de la servitude, ne peut rien faire qui tende à en diminuer l'usage ou à le rendre plus incommode. Ainsi, il ne peut changer l'état des lieux, ni transporter l'exercice de la servitude dans un endroit différent de celui où elle a été primitivement assignée. Cependant, si cette assignation primitive était devenue plus onéreuse au propriétaire du fonds assujetti ou si elle l'empêchait d'y faire des réparations avantageuses, il pourrait offrir au propriétaire de l'autre fonds un endroit aussi commode pour l'exercice de ses droits, et celui-ci ne pourrait pas le refuser. »

Nous connaissons l'historique de la question.

Nous connaissons la loi :

La conclusion est qu'il appartient à la ville de faire les travaux nécessaires pour fournir à MM. Petit le point d'appui qui manque aujourd'hui aux façades projetées de leurs bâtiments.

Et ce point d'appui doit être égal à l'épaisseur du socle des bâtiments démolis, c'est-à-dire, avoir 26 centimètres de largeur. C'est de cette quantité que les voûtes du pont doivent être prolongées au-delà du nouvel alignement.

Troisième question. L'engagement du 12 mai 1863, pris par le maire de Louviers, en conséquence et sur la foi duquel nous avons démoli, est-il lettre morte ?

La question de validité de cet acte importe peu, car nous considérons que l'engagement de la ville n'est que l'expression exacte du droit qui nous appartient. Mais nous pensions, que tout en ayant une opinion contraire, l'administration de Louviers verrait là une question de bonne foi et d'honnêteté et qu'elle tiendrait à honneur de ne point se soustraire à l'obligation qui lui incombait.

M. Bricard a voulu de tout ceci faire un sujet de controverse. Il devait, d'autant plus, compter sur le résultat de son opposition, qu'habituellement, pour un particulier, plaider contre une commune ou contre l'Etat, c'est un peu la lutte du pot de terre contre le pot de fer. Cependant, à cette cause d'intimidation que j'appellerai « naturelle » une autre a été ajoutée, qui est d'autant plus grave, qu'elle affecte la forme d'un verdict. C'est la délibération même du conseil municipal sur notre réclamation. Elle se termine ainsi : « Considérant que la prétention des pétitionnaires, si elle était accueillie, compromettrait gravement les intérêts de la ville. »

Quels citoyens sommes-nous donc pour oser élever une pareille prétention ! mais, quelle était aussi l'administration précédente qui n'a pas craint de nous donner un engagement conforme à notre prétention !

Eh bien ! ce considérant est faux, en droit et en fait :

En droit, parce que notre réclamation n'a qu'un but : faire en sorte que la ville applique le plan d'alignement qu'elle a adopté elle-même et aux conséquences duquel elle ne peut se soustraire arbitrairement. Notre demande ne tend qu'à l'exécution du plan que la ville a arrêté en vue de l'élargissement de la voie publique en cet endroit. Notre demande ne peut donc pas être contraire aux intérêts de la ville, encore moins les compromettre, puisque c'est précisément cet élargissement que nous réclamons, afin d'en profiter nous-mêmes.

Dites, si vous voulez, que les alignements fixés en 1862 sont contraires aux intérêts de la ville ; que l'élargissement du pont nécessitera une certaine dépense dont la ville voudrait s'affranchir aujourd'hui : alors modifiez l'alignement, vous en avez le droit et laissez-nous reconstruire sur les anciennes limites.

Il est bien que la communauté fasse des économies ; mais elle ne doit pas les réaliser en dépouillant un particulier.

Si vous nous faites reculer, si vous nous soumettez à l'alignement, il faut vous y soumettre tout d'abord, puisqu'en somme, c'est dans le but d'élargir la voie publique, que l'alignement a été établi.

Il est donc souverainement injuste de vouloir jeter un blâme sur notre prétention, dont le principe repose sur la délibération du conseil municipal en date du 16 octobre 1861 et sur l'arrêté du 3 février 1862.

Maintenant, en fait, le pont des Quatre-Moulins a, dans tous les cas, besoin de réparations. Au mois de juillet 1872 le pont a été visité par M. l'agent-voyer qui a constaté ce qui suit : « le pont comprend six voûtes de chacune 1m 80c de débouché. Nous les avons examinées hier aux basses eaux de la rivière. Trois de ces voûtes appartiennent au canal de décharge de M. G. Petit. (Ce sont les trois voûtes de gauche qui supportaient la façade des bâtiments démolis.) Elles sont d'une construction très-ancienne. Les trois autres nous ont paru solides. La construction ou la restauration ne doit pas remonter à beaucoup d'années.

« La première voûte du canal de M. G. Petit est la moins solide. La tête d'amont est à reconstruire et les pierres des deux socles sont à remplacer dans une notable partie. Enfin, des rejointoiements à toutes les autres parties de la voûte. Les deux autres voûtes sont plus solides. Quelques claveaux sont à remplacer et tous les joints à refaire seulement.

« Les trois voûtes en face de l'usine des Quatre-Moulins nous ont paru solides. Les joints seulement à remplacer. La tête d'aval du pont sur une longueur de 28ᵐ, compris le retour d'équerre à la maison Marais, est à rejointoyer ; deux ou trois claveaux à remplacer ainsi que toutes les pierres qui forment le débouché des caniveaux de la rue Saint-Jean.

« Dépense approximative des travaux : 1,100 francs ».

Comme on le voit, il y a peu de chose à faire pour remettre le pont des Quatre-Moulins en bon état. Encore faudrait-il que ces travaux fussent effectués. L'élargissement du pont fournira l'occasion de le réparer. Et ces différents travaux étant faits simultanément, la dépense sera moindre.

Ajoutons que c'est aujourd'hui la clôture en planches de MM. Petit qui forme le parapet du pont, côté amont. Le jour où cette clôture disparaîtrait ou serait remplacée par une clôture moins solide (ce qui pourrait être), la ville devrait munir le pont d'un parapet. Et pour l'adapter il faudrait refaire solidement la tête du pont.

Ceci n'est d'ailleurs qu'à titre de renseignement.

La ville a adopté un alignement qui a pour but d'élargir la voie publique : si elle recule aujourd'hui devant la dépense que nécessiteront les travaux, qu'elle renonce à cet élargissement.

Quoiqu'il en soit, examinons la valeur juridique de l'engagement du 12 mai 1863. Le conseil municipal, dit-on, aurait dû être appelé à en délibérer.

Il est vrai qu'aux termes de l'article 19 de la loi du 18 juillet 1837, le conseil municipal délibère sur les dépenses et les recettes de la commune et sur les projets de constructions, grosses réparations, démolitions, et en général, tous les travaux à entreprendre. Mais nous sommes ici en présence d'une question spéciale.

Suivant l'article 52 de la loi du 16 septembre 1807, les maires sont chargés de mettre à exécution les plans d'alignement régulièrement ordonnés, et l'article 10 de la loi de 1837, charge également le maire de l'administration des propriétés de la commune, de la direction des travaux communaux, de la voirie municipale et de pourvoir à l'exécution des actes de l'autorité supérieure qui y sont relatifs.

Lisons d'autre part le rapport fait en 1836 à la chambre des députés au nom de la commission chargée d'examiner le projet de loi sur l'administration municipale : « nous n'exigeons la délibération du conseil municipal sur des travaux communaux que lorsqu'il s'agit de travaux à entreprendre : tous ceux qui sont en cours d'exécution ou déjà autorisés, restent exclusivement soumis à l'autorité du maire ».

Qu'est-ce que cette autorisation dont parle le rapport ?

Prenons un exemple tiré de notre sujet même :

La vente ou l'acquisition de biens par une commune ne peuvent s'opérer qu'en observant certaines formalités qui sont obligatoires à peine de nullité. On doit s'y conformer à moins cependant que la loi n'en ait dispensé la commune, ce qu'elle peut faire d'une manière expresse ou virtuelle.

Ainsi, en nature d'alignement, lorsqu'il existe un plan qui oblige les citoyens de s'avancer sur le sol municipal et de prendre, moyennant un prix, une partie de ce sol pour y construire, la concession d'alignement emporte vente à l'impétrant sans qu'il soit nécessaire d'accomplir aucune formalité. De même, le reculement étant obligatoire, sauf indemnité, il n'est besoin d'aucun acte administratif ou judiciaire pour opérer la réunion au domaine public de la partie de propriété dont le riverain est dépossédé.

L'adoption d'un plan d'alignement emporte donc comme conséquence l'autorisation pour la commune de vendre ou d'acquérir des parcelles terrain sans formalités. Qui veut la fin, veut les moyens.

Et si le plan d'alignement légalement arrêté contient implicitement cette faculté, comme simple conséquence, que dire des travaux de raccordement des parcelles acquises avec la voie publique ? Ces travaux ne sont-ils pas le but même de l'alignement ? Et quand un alignement a été approuvé par le conseil municipal et le préfet, les travaux d'élargissement qu'il comporte ne sont-ils pas autorisés virtuellement et même expressément ?

Le maire n'a donc plus qu'à les exécuter quand l'occasion se présente et ces travaux sont soumis exclusivement à son autorité.

Également, c'est le maire qui délivre l'alignement conformément au plan sans avoir besoin du concours du conseil municipal. Ce dernier n'intervient que pour fixer ultérieu-

rement la somme à payer au propriétaire qui, en vertu de
l'alignement donné, a dû céder au sol communal une parcelle de sa propriété

Et le conseil ne pourrait se refuser à voter un crédit
sous le prétexte qu'on ne l'aurait pas consulté au sujet de
l'acte administratif qui a donné ouverture à la dépense.

Si, en 1863, l'administration municipale pouvait exécuter
les travaux, elle pouvait, au même titre, donner aux inté-
ressés l'assurance que ces travaux seraient faits à une
époque déterminée.

Mais, comme nous l'avons dit en commençant, cet engagement est la reconnaissance d'un droit évident : il était
une garantie pour notre propriété une fois que les bâtiments seraient démolis. Nous avons la ferme conviction
que son but sera atteint.

En résumé, le maire était compétent, en dehors du
conseil municipal, pour exécuter des travaux qui ne sont
que l'application d'un plan d'alignement régulier, d'un acte
de l'autorité supérieure concernant la voirie. En s'enga-
geant vis-à-vis de nous, il a fait un acte qui ressort de sa
compétence, il n'a fait que promettre ce qu'il était en son
pouvoir de faire : et la ville au nom de laquelle l'acte a été
signé doit remplir l'obligation qu'elle a contractée.

L'administration ne peut donc à aucuns égards renier la
lettre de M. Renault, ni au point de vue de l'équité, ni au
point de vue du droit ; c'est sur sa foi que nous avons
démoli ; elle ne pouvait pas avoir pour effet de nous faire
tomber dans un piége.

Respecter cet engagement eut été envers notre hono-
rable bâtonnier, M. Renault, l'ancien adjoint, une marque
de déférence qui semblait devoir s'imposer à plus d'un titre,
c'eut été aussi respecter celui qui l'avait obtenu Et je ne
croyais pas que l'honneur me serait réservé d'avoir à défendre un acte que l'expérience et le savoir de son auteur,
comme magistrat municipal et comme jurisconsulte, auraient dû mettre à l'abri du soupçon.

C'est un devoir de confraternité qui s'est présenté à moi,
et la tâche m'a paru trop facile pour que j'aie craint de
voir M. Renault s'alarmer d'avoir rencontré d'office un si
modeste défenseur.

Tel est le procès à juger.

Un mot pour terminer :

Les maisons dont il s'agit étaient appuyées d'une part,
en façade, sur le pont des Quatre-Moulins, et d'autre part,
en arrière et latéralement, sur des piles établies dans le

bras de l'Epervier. Nous avons dû, dans le but de reconstruire, demander aussi à M. le préfet l'alignement sur la rivière puisqu'elle dépend du domaine public de l'Etat. M. l'ingénieur a proposé un alignement qui maintient nos piles telles qu'elles étaient : « Considérant, dit-il, que le pont présente un débouché suffisant pour les eaux et le débouché libre existant entre les rives et les anciennes fondations en rivière des maisons des pétitionnaires étant supérieur à celui des arches correspondantes du pont ».

Mais M. le maire a donné également son avis au préfet et il a usé de cette circonstance pour lui demander de supprimer purement et simplement notre propriété, sous le prétexte d'embellir la ville. — « Il serait préférable, écrit-il au préfet le 16 octobre, que l'administration supérieure ne donnât pas l'autorisation de construire, demandée par MM. Petit. Ces constructions nuisent à l'aspect de la ville.

Il est certain que de cette façon il n'y aurait plus de procès. Mais à la date du 16 novembre, nous avons reçu notification d'un arrêté de M. le préfet, pris le 10 du même mois, nous autorisant à reconstruire en rivière sur les anciennes fondations.

Louviers,   1876.

PAUL-GUILLAUME PETIT.

Avocat.

CONSULTATION

J'ai tenu à ne produire ce mémoire qu'après l'avoir soumis à l'examen d'un de nos éminents confrères de Paris, membre du Conseil de l'Ordre, qui a bien voulu me répondre ce qui suit : « Je réponds aux questions posées dans le mémoire qui précède en les reprenant dans l'ordre même où elles se trouvent posées :

« Sur la première, je dis sans aucune hésitation que c'est à la ville à élargir le pont : 1° comme conséquence de l'arrêté d'alignement pris par elle ; 2° pour procurer à la propriété riveraine l'accès à la voie publique, accès auquel elle a toutes sortes de droits.

« Elle le doit comme conséquence de son arrêté d'alignement. En effet, ce privilége exorbitant qui appartient aux villes ou à l'État à l'encontre de la propriété privée et qui constitue un véritable droit de confiscation, ne leur a été attribué que pour donner aux rues des villes ou aux routes la largeur ou la direction convenables. Qui dit alignement suppose la fixation de la ligne qui sépare la voie publique de la propriété privée. Reculer cette ligne au préjudice de la propriété privée, c'est l'avancer au profit de la voie publique rue ou route et élargir d'autant cette voie. C'est donc prendre l'engagement de fournir à cet élargissement et de faire profiter la voie publique de toute la partie réclamée. Envahir et s'approprier pour un autre objet la propriété d'autrui sous prétexte d'alignement, ce serait commettre un abus qui ne saurait être toléré.

« Dans l'espèce, l'autorité municipale ayant assimilé le pont des Quatre-Moulins à une voie urbaine puisqu'elle lui a appliqué les règles de l'alignement, doit à la suite de cet alignement élargir ce pont de toute la partie emprise sur le riverain et prendre à sa charge tous les travaux que cet élargissement nécessite.

« En second lieu, la propriété dont il s'agit est depuis un temps immémorial en façade sur le pont : elle a droit à cet accès et à cette façade. La ville de Louviers ne pourrait pas sans indemnité supprimer le pont ou en interdire l'accès aux habitants de cette propriété. Quand par des travaux de voirie elle change les conditions de cette servitude, elle doit, aux termes de l'article 701 du Code civil, prendre à sa charge les dispositions que ces changements comportent

« Telle est ma réponse formelle et sur la première et sur la seconde question, qui me semblent se confondre dans une seule.

« Sur la troisième question, le maire est chargé de la voirie urbaine. Je crois que l'on peut tenir pour valable l'engagement du 12 mai 1863 et en réclamer l'exécution. Cet engagement n'est d'ailleurs que l'application d'un droit qui s'impose dans la situation, et que ce soit en vertu de cet engagement ou de leur droit, MM. Petit doivent obtenir la satisfaction qu'ils réclament. »

Délibé à Paris par l'avocat soussigné.

A. CHAMPETIER DE RIBES.

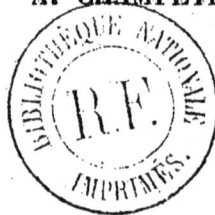

www.ingramcontent.com/pod-product-compliance
Lightning Source LLC
Chambersburg PA
CBHW070713210326
41520CB00016B/4326